AF611614

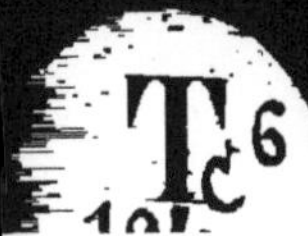

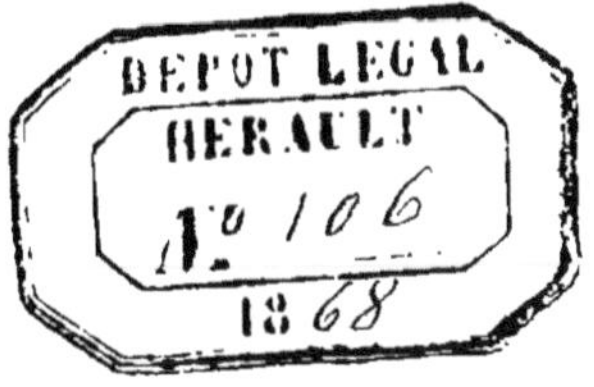

REVUE HISTORIQUE ET CRITIQUE

Des Documents relatifs à la

CLIMATOLOGIE DE MONTPELLIER

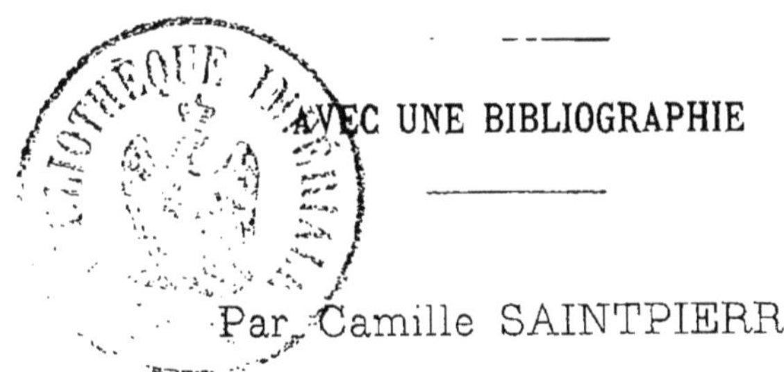

AVEC UNE BIBLIOGRAPHIE

Par Camille SAINTPIERRE

RAPPORT fait à l'Association de prévoyance et de secours mutuels des Médecins du département de l'Hérault.

(Séance du 28 janvier 1868.)

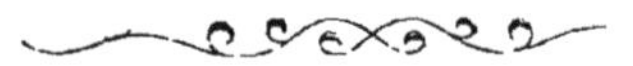

MONTPELLIER
BOEHM & FILS, IMPRIMEURS DE L'ACADÉMIE
ÉDITEURS DU MONTPELLIER MÉDICAL

1868

REVUE HISTORIQUE ET CRITIQUE

DES DOCUMENTS RELATIFS A

LA CLIMATOLOGIE DE MONTPELLIER

I.

MESSIEURS,

L'Association qui nous réunit dans cette assemblée a pour but général la Prévoyance et la Mutalité; mais vous avez pensé resserrer encore les liens qui nous unissent, en faisant concourir nos efforts collectifs à l'étude de certaines questions d'intérêt professionnel ou à la réalisation de recherches scientifiques qui ne sauraient être éclairées que par une nombreuse collaboration. Dans la dernière assemblée, sur la proposition de notre honorable président, vous avez voulu inaugurer ces tendances nouvelles par la mise à l'ordre du jour d'une étude qui intéresse la pratique médicale de la région entière que nous habitons : nous voulons parler de l'histoire de notre climat.

Ce n'est pas vous, Messieurs, qu'il faut essayer de convaincre de l'importance d'une pareille recherche, ni des sentiments d'indépendance avec lesquels une telle question doit être abordée. L'art médical, dès son berceau, et aujourd'hui plus que jamais, depuis que les sciences exactes ont ouvert l'horizon météorologique; l'art médical, disons-nous, a toujours considéré la connaissance des phénomènes ambiants comme une des plus utiles pour le traitement des maladies. — Notre École a perpétué, à ce point de vue, les conseils des grands praticiens, et vous tous, au lit des malades, vous faites de leurs doctrines et de leurs principes la base de votre thérapeutique éclairée. Cependant, Messieurs, malgré quelques essais estimables, une climatologie complète de nos pays est encore à écrire, et les observations nombreuses qui peuvent servir à nous faire connaître le climat de Montpellier, sont encore à discuter et à comparer entre elles. En effet, l'étude d'un climat ne peut être l'œuvre d'un seul jour ni celle d'un seul homme; et c'est en mettant à profit les observations de nos devanciers, en établissant de bonnes statistiques médicales et météorologiques, que nous pouvons seulement espérer un résultat.

Il a donc fallu songer avant tout à saisir la Commission nommée par vous des documents épars, point de départ de ses futurs travaux. — Sur l'invitation du bureau de notre Association, nous nous sommes mis à l'œuvre pour retrouver la trace de ces documents, puis nous avons accepté l'honneur de vous faire connaître la riche moisson d'observations que nous avons pu recueillir, et de vous présenter un historique des matériaux qui vont être soumis à la Commission de climatologie. Puissiez-vous, Messieurs, trouver dans ce Rapport sur les travaux qui nous ont précédés, de nouveaux motifs de poursuivre le but élevé que vous avez désigné! — puissiez-vous, dans le spectacle de tant de labeurs isolés, rassemblés aujourd'hui, voir un exemple de la véritable force que pourraient engendrer l'association et la mutualité!

II.

L'étude médicale d'un climat doit comprendre, à notre point de vue, deux ordres de travaux distincts. D'abord de bonnes *observations météorologiques*, suivies pendant de longues périodes dans des conditions expérimentales dont il importe de connaître les détails. Ces observations comprennent le thermomètre, le baromètre, l'état du ciel, la pluie, etc... Longtemps, dans des recherches pareilles, on a attaché une importance très-considérable à l'établissement des moyennes; à notre avis, et surtout au point de vue de l'action physiologique[1], il y a là une grande exagération. Une région peut présenter une moyenne thermométrique inférieure à celle d'une autre région, et cependant offrir de meilleures conditions climatériques, si les maxima et les minima de température sont moins extrêmes, si le vent, le rayonnement agissent pour modifier d'une certaine façon les sensations de chaleur ou de froid qu'on y éprouve. De même pour la pluie, ce qu'il importe à considérer, c'est moins la quantité totale d'eau tombée dans un lieu que sa répartition suivant les saisons. Nous ne voulons pas multiplier les exemples, mais nous croyons devoir insister sur l'utilité de la détermination des maxima et des minima relatifs aux diverses observations climatologiques, ainsi que sur l'établissement de la moyenne des maxima et des minima. La plupart des observations de notre climat se prêtent facilement à un pareil dépouillement.

Une autre question non moins sérieuse est celle de la com-

---

1 Voir Martins; *Du froid thermométrique et de ses relations avec le froid physiologique*. Montpellier, 1859.

paraison des observations faites par des expérimentateurs différents, dans des expositions variables et avec des instruments différents aussi. Le problème est délicat, et les travaux relatifs à notre ville exigent une grande prudence dans leur discussion, en raison même de la diversité d'altitude et d'exposition des lieux d'observation. C'est ainsi que les expériences thermométriques et pluviométriques entreprises simultanément, dans ces dernières années, à la Faculté des sciences, au Jardin des plantes et à l'École normale, offrent des différences constantes, que l'on aurait tort de vouloir faire disparaître par des corrections toujours arbitraires, sous le prétexte de rétablir la comparabilité de ces observations[1].

Mais quand on aura déterminé l'histoire des phénomènes atmosphériques et prévu la marche générale des intempéries, on aura fait seulement, si nous pouvons nous exprimer ainsi, la climatologie pour le thermomètre et pour les autres instruments des observatoires ; on sera loin encore de bien connaître les qualités *physiologiques* d'un climat. A Dieu ne plaise que nous ayons la pensée de contester la valeur des observations météorologiques! bien au contraire nous sommes de ceux qui veulent y voir apporter le plus de rigueur scientifique et de scrupule d'expérimentation. Mais il ne faut pas oublier « l'énorme différence qui existe entre un liquide dilatable contenu dans une enveloppe de verre, et un corps vivant producteur de chaleur et entouré de vêtements perméables. » (Martins, ouvrage cité.) Peu importe aux êtres vivants que le thermomètre marque 6 ou 7 degrés au-dessus de zéro, si un vent du nord bien vif rend cette température autrement pénible à supporter que le serait une forte gelée par

---

[1] C'est ainsi que M. Marié-Davy a cru pouvoir multiplier « par 1.15 les nombres consignés dans la statistique de M. Creuzé de Lesser, afin de les rendre plus comparables aux nombres obtenus par Poitevin ». (*Essai sur le climat de Montpellier*, pag. 12.)

un temps calme. De même pour la pluie : la perméabilité et la configuration du sol qui reçoit la pluie en modifient les conséquences ; ainsi que l'humidité de l'air ou du sol modifie à son tour les effets de la gelée sur les végétaux.

Nous devons donc ajouter aux observations météorologiques l'étude des *conditions topographiques* : configuration et nature du sol, qualités de l'air et des eaux, voisinage des montagnes, des mers, des forêts, des étangs etc..... Enfin, à toutes ces notions le médecin doit joindre les *observations médicales* proprement dites : la connaissance des tempéraments, de l'hygiène des habitants, des endémies et des épidémies, des végétaux et des animaux qui vivent sous ce climat ; enfin, des dispositions que des maladies diverses ont à revêtir dans certaines conditions une nature et un cachet particuliers. Cette complication spéciale des maladies saisonnières est nommée, à Montpellier, *constitution médicale*, et quoique l'on ait abusé de cette expression dans de nombreuses circonstances, il faut reconnaître que, rationnellement comprise, elle exprime un fait clinique vrai, et que cette doctrine est féconde en déductions thérapeutiques.

Messieurs, c'est pénétré des idées que nous venons d'avoir l'honneur d'énoncer devant vous, que nous avons cherché à remplir le mandat qui nous avait été confié. Nous avons établi ainsi une Bibliographie contenant l'indication de tous les travaux, imprimés ou manuscrits, qui nous ont paru propres à éclairer l'étude médicale du climat de Montpellier. Les uns sont relatifs à la météorologie pure, les autres aux observations médicales. Nous mettons ce premier travail à la disposition de la Commission, et nous allons faire connaître en peu de mots l'importance des documents dont il renferme la nomenclature, et dont l'étude sera d'autant plus intéressante que l'existence de plusieurs de ces travaux était restée ignorée.

III.

1. Le nombre des observations météorologiques dont nous avons pu retrouver la trace est considérable. Les plus anciennes datent de 1705 : elles sont relatives à l'observation de la température et de la hauteur du baromètre. C'est l'académicien Bon, premier président de la Cour des comptes de Montpellier, qui se livra, à l'aide du thermomètre d'Amontons, aux premières expériences auxquelles nous faisons allusion, et dont le manuscrit est conservé aux Archives départementales, dans les papiers non encore catalogués de l'Ancienne Société royale des sciences. Ces recherches, souvent interrompues, nous conduisent avec de nombreuses lacunes, jusqu'en 1748.

Plus tard, en 1756, un autre membre de la Société royale, Badon, reprit avec le thermomètre de Réaumur l'étude de la température de Montpellier. Nous possédons aux Archives le manuscrit de ses observations thermométriques et barométriques, depuis 1756 jusqu'à l'année de sa mort en 1792. Comme contrôle des observations de Badon, nous avons encore les cahiers manuscrits de Cl. Chaptal (de 1758 à 1776), et l'*Essai de statistique* de Mourgues, ouvrage dans lequel se trouve consignée une série de 1772 à 1785.

Avec l'année 1792 et la mort de Badon finissent, pour le siècle dernier, les recherches météorologiques relatives au thermomètre et au baromètre. La disparition de la Société royale des sciences, emportée par la tourmente révolutionnaire, ne permit pas aux membres de cette illustre assemblée de trouver un successeur afin de continuer les recherches de Badon, et il faut arriver jusqu'à l'an XI pour recommencer une nouvelle moisson d'observations météorologiques.

En 1804 Mejéan, qui depuis dix ans déjà s'était occupé de noter les vents dominants, entreprit, sous le titre d'*Éphémérides météorologico-médicales*, l'observation simultanée des phénomènes atmosphériques et des maladies régnantes. Ces éphémérides furent publiées jusqu'en 1817. Après elles, nous trouvons une nouvelle lacune interrompue par le résumé de quelques observations barométriques de Gergonne, et par les tableaux du Dr Roubieu (1823 à 1830). En 1830, comme aux approches des grandes crises de 1793, nous voyons encore l'orage politique coïncider avec la cessation de ces recherches scientifiques.

Cinq ans plus tard, en 1835, le Dr Hubert Rodrigues inaugura une dernière série qui ne sera plus interrompue jusqu'à aujourd'hui. M. Rodrigues a observé jusqu'en 1852, et ses observations peuvent être contrôlées par celles d'Albenque, de MM. Legrand, Touchy, Brousse et Marié-Davy.

L'année 1852 voit s'ouvrir enfin une ère nouvelle pour la météorologie de notre ville. C'est à cette date que M. Martins installe d'une façon définitive les observations météorologiques du Jardin des Plantes qui se continuent encore, et à l'organisation desquelles il a appliqué ses connaissances spéciales en météorologie. En 1855, M. Roche établit de son côté un observatoire à la Faculté des sciences, dans des conditions d'altitude et d'exposition différentes de celles du Jardin. En 1865, M. le directeur de l'École normale fonde une troisième station météorologique, qui fournit aujourd'hui à l'Observatoire impérial les éléments de ses rapports journaliers.

Comme on le voit par le relevé précédent, de 1756 à 1868, c'est-à-dire pendant 111 ans, nous possédons 92 années d'observations relatives à la température et à la pression.

B. Les recherches pluviométriques nous offrent une série non moins remarquable de travaux. En 1765, Romieu, membre de la Société royale, sur l'invitation de cette savante compagnie, transporta à Montpellier un pluviomètre qu'il observait depuis 1748 à Saint-Brès, dans les environs de notre ville.

Mais la mort enleva Romieu au bout d'un an, et J. Poitevin se chargea de continuer dans sa maison, rue Dauphine n° 193, les observations déjà commencées par son collègue. Les travaux de Poitevin sont consignés dans les manuscrits conservés aux Archives de la Préfecture, ainsi que dans son ouvrage sur le *Climat de Montpellier*. Ces observations furent continuées sans interruption du 1er janvier 1767 à la fin de 1806. Après la mort de J. Poitevin, son fils donna jusqu'en 1812 une nouvelle série insérée dans le *Recueil de la Société des sciences et lettres*. Méjean publia ces tableaux et les continua dans ses *Ephémérides* jusqu'en 1819.

Nous possédons donc une série complète (sauf quelques lacunes mensuelles) de 1765 à 1819, c'est-à-dire pendant 54 années consécutives.

Les observations pluviométriques ne furent reprises qu'en 1823, par les soins du Dr Roubieu, qui observa jusqu'en 1859. Pendant cette période, M. Vialars installa (en 1831) un pluviomètre dans sa propriété de Méric au faubourg de l'Aigue-Longue, pendant que de leur côté (en 1834) le Dr Rodrigues et M. Junius Castelnau (1835 à 1855) observaient, le premier au centre de la ville, le second dans son jardin boulevard Saint-Guilhem, à côté de la Banque. Cette série de recherches s'est continuée jusqu'à nos jours par les soins d'Albenque, de MM. Dupin, Brousse, Marié-Davy, Ch. Martins, Roche, et tout récemment de M. le Directeur de l'École normale. — En somme, de 1823 à 1867 nous n'avons qu'une lacune d'une année, et 45 années d'observations qui, jointes aux 54 désignées plus haut, forment un total de 99 années d'observations pluviométriques en 102 ans.

IV.

Les observations médicales relatives à l'influence du climat de Montpellier sur la santé publique, ne sont ni moins nombreuses ni moins dignes d'intérêt que les recherches météorologiques. Sans entrer ici dans le détail d'un historique dont nous avons ailleurs esquissé les traits principaux[1], nous devons pourtant rappeler à votre souvenir quelques travaux parmi les plus importants.

Dans l'ordre historique, J. Gaspard René est le premier qui se soit occupé du climat de notre ville. Au commencement de l'année 1761, il soutenait devant la Faculté, dans un concours pour la chaire vacante du professeur Imbert, une dissertation intitulée : *De aere aquis et locis sub Monspeliensibus*. Cinq ans plus tard, en 1766, Fournier, médecin en chef de l'hôpital Saint-Éloi, publiait un ouvrage sur la *Topographie médicale de Montpellier*, et en 1771 Fouquet présentait à la Société royale son mémoire sur le *Climat*.

Avec les idées nouvelles que les découvertes scientifiques de la fin du siècle dernier et les observations météorologiques apportaient à l'étude des climats, nous voyons bientôt les recherches médicales suivre une autre voie, et les maladies saisonnières consignées dans des travaux moins étendus, mais plus précis. Avec le XIXe siècle apparaissent, en effet, les recherches de Méjean, de Mourgues, de Murat, qui vit en 1808 sa *Topographie médicale de Montpellier* couronnée par la Société des médecins et naturalistes de Souabe. De plus, à l'exemple de Fouquet, qui

---

[1] *Essai historique et médical sur les constitutions propres au climat de Montpellier*. Montpellier, 1853.

avait esquissé dans un mémoire remarquable la constitution médicale de l'an v, les chefs de clinique qui se succédèrent à Saint-Éloi choisirent successivement, pour sujet de leur thèse inaugurale, les maladies qu'ils avaient observées, nous laissant ainsi le tableau fidèle et raisonné des maladies régnantes [1]. Plus tard, les chefs de service eux-mêmes ne négligèrent pas de rédiger ou faire rédiger par leurs élèves des comptes-rendus, qui sont autant de documents précieux relatifs aux constitutions médicales. Nous trouvons dans cette série les noms de Meyranx, de MM. Fuster, Galet, Dupré, Barre, Vailhé, Bourrely, Bordes-Pagès, Ressiguier, Girbal, etc.... La plupart de ces recherches ont fourni des sujets de thèse, ou ont été l'objet de mémoires publiés dans les Journaux de médecine de Montpellier. Notre bibliographie en contient la nomenclature, et nous voudrions essayer de vous faire saisir ici toute l'importance de ces études médicales, pour comparer le cours des maladies dans leur rapport avec les saisons normales, et surtout avec les constitutions atmosphériques insolites; mais la plupart des hommes éclairés qui ont contribué à ces savantes recherches sont heureusement encore au milieu de nous, et leur présence dans cette assemblée nous interdit toute appréciation de leurs estimables travaux.

Tel est, Messieurs, l'exposé sommaire de nos richesses climatologiques. Après tant d'efforts isolés, le moment est venu, sans doute, de rassembler et de coordonner de si laborieuses observations. Plus que tout autre corps médical, notre Association peut entreprendre cette œuvre : elle renferme dans son sein tous les éléments de succès. D'ailleurs, aux observations que nous avons signalées viendont s'en joindre de nouvelles, et nos con-

---

[1] Voir les thèses de Chamayou (1805); Aubin-Boulouneix (1805); Lacoste (1806); Bodin-Desplantes frères (1800); Guyton (1806); Grateloup (1806); Colin-Ginet (1807); Santy (1808); Bourquenod (1808).

…ères du département voudront bien aider les travaux de la Commission, en complétant l'étude du climat de Montpellier par celle des conditions spéciales à certaines parties de notre région.

A l'œuvre donc, Messieurs, que nos efforts soient à la hauteur de cette tâche difficile ! Nous allons mettre à profit les travaux de nos devanciers ; travaillons à notre tour pour ceux qui doivent nous suivre !

BIBLIOGRAPHIE DES DOCUMENTS A CONSULTER.

Dans cette bibliographie, on a réuni par ordre alphabétique de noms d'auteur les travaux, imprimés ou manuscrits, antérieurs à 1868, et traitant des sujets suivants : Topographie, Qualités du sol, Observations météorologiques, climatologiques et agricoles ; Faune et Flore, Statistique médicale, Constitutions médicales et Épidémies.

AGRICULTURE. *Bulletin de la Société d'agriculture de l'Hérault*, publié mensuellement de 1807 à 1815 et de 1820 jusqu'à nos jours. Ce recueil contient de nombreux travaux à consulter (observations météorologiques et agronomiques, renseignements sur les grands froids et les grandes chaleurs, sur la flore, la faune, les fortes gelées et les invasions des parasites, intéressant l'agriculture). (Voir la table alphabétique générale de ces Bulletins, actuellement sous presse.)

La plupart des travaux qui y sont réunis figurent d'ailleurs dans notre bibliographie au nom de leurs auteurs.

ALBENQUE. Observations (thermomètre, baromètre, hygromètre, pluie, vents) faites dans le jardin de l'École de pharmacie de Montpellier. 1846. Recueillies dans le *Journal de la Société pharmaceutique d'émulation de Montpellier*, tom. I.

AMOREUX (J.). État de la végétation sous le climat de Montpellier, ou époque des floraisons et des productions végétales. Montpellier, 1809, 1 vol. in-8o.

ANNUAIRE du département de l'Hérault, publié, depuis 1818, par

M. THOMAS. Contient de nombreux articles de statistique et de topographie sur le département et la ville de Montpellier.

ANONYMES. Quantité de pluie tombée à Montpellier en 1825. (*Bulletins de la Société d'agriculture*, 1826.)

Quantité d'eau fournie par la source de Saint-Clément à diverses époques. (Même recueil, 1835.)

Observations du froid et du chaud faites à Montpellier avec le thermomètre Réaumur, de 1846 à 1851. (Manuscrit sans nom d'auteur aux Archives départementales.)

Mémoire sur le changement et la détérioration du climat. (*Société d'agriculture*, octobre 1837.) Ce travail, fait à un point de vue général, contient cependant des considérations relatives au climat de Montpellier.

Observations météorologiques, de 1762 à 1771. (Manuscrit conservé aux Archives départementales); quelques lacunes. — Ce travail a été attribué à Romieu; mais Romieu étant mort en 1766, nous pensons plutôt qu'il doit être l'œuvre de Cl. Chaptal.

Note manuscrite sur la température de quelques puits de Montpellier. Sans nom d'auteur; fait partie des papiers de l'ancienne Société royale, aux Archives départementales. Cette note a été vue par M. Roche et par l'auteur de cette bibliographie, parmi les papiers de la Société royale; mais elle n'a pu être retrouvée récemment pour en collationner de nouveau l'écriture. Il serait urgent de cataloguer ces papiers, et si l'on retrouve cette note (qui est très-probablement de Poitevin), il deviendrait alors intéressant de reprendre aujourd'hui la température des mêmes puits. Chacun sait que cette température doit être très-sensiblement constante, et on comprend que par sa détermination il serait possible d'arriver à corriger, s'il y a lieu, les thermomètres dont se servait Poitevin, et de rendre ainsi ses observations comparables à celles de l'époque actuelle.

ARNAL. Épidémies et éphémérides des années 1806, 1807 et des six premiers mois de l'an 1808. Thèse Montpellier, 1808.

AUBIN-BOULOUNEIX. Constitution du printemps de l'année 1805. Thèse Montpellier, 1805.

BADON, membre de l'Académie royale. Observations météorologiques offertes à la Société royale des Sciences de Montpellier, de novembre

1756 à juin 1771. (Manuscrit relié conservé aux Archives départementales.) Thermomètre.

Deuxième série d'observations, de 1771 à 1775. (Manuscrit relié conservé aux Archives départementales.)

Troisième série d'observations, de 1775 à 1792. (Cahiers annuels conservés aux Archives départementales.)

Ces observations comportent le thermomètre, le baromètre, la pluie, le vent et, de 1760 à 1791, la déclinaison de l'aiguille aimantée. Ces dernières observations sur l'aiguille aimantée ont été réunies et résumées dans l'*Essai sur le climat* de Poitevin.

Barre. Clinique médicale du printemps 1840. (*Gazette médicale de Montpellier*, 1840.)

Baumes. Études sur les maladies aiguës observées à Montpellier pendant l'été de l'an II. Clinique médicale de Saint-Éloi. Ces études font suite à une brochure publiée à Montpellier (in-8°, an II), intitulée : Méthode pour guérir les maladies suivant qu'elles paraissent dans le cours de l'année médicale.

Belleval (Charles de). Plantes d'ornement qui croissent spontanément aux environs de Montpellier. (1832. *Bulletins de la Société d'agriculture*.)

Bodin-Desplantes (Jacques et Thomas). Maladies observées d'octobre 1805 à mars 1806. (Thèse Montpellier, 1806.)

Bon, premier président de la Cour des comptes de Montpellier. Observations thermométriques et barométriques faites à Montpellier de 1705 à 1709. (Mémoires de la Société royale des Sciences, tom. I.) Le Journal des observations est, en manuscrit, relié aux Archives départementales. L'instrument employé était le thermomètre d'Amontons.

Recueil d'observations faites à Montpellier de 1737 à 1740, avec des tableaux de comparaison entre les températures de Paris et de Montpellier, et relations d'expériences sur la chaleur directe du soleil. (Manuscrit relié conservé aux Archives départementales.) A la suite du précédent, sous la même reliure, se trouve une autre série d'observations, de 1741 à 1748. Ce travail a été lu, en 1741, à la Société royale des sciences, et se trouve consigné en partie dans le tom. II des Mémoires de la Société.

BORDES-PAGÈS. Clinique médicale de l'hôpital Saint-Éloi, 1843, 1844, 1845, 1846. (*Journal de la Société de médecine pratique*, années 1843 à 1846.)

BOURRELY. Clinique médicale de l'hiver et du printemps de 1842. (*Gazette médicale de Montpellier*.)

Observations sur la constitution de l'été et de l'automne 1842. (Brochure in-8°, Montpellier, 1843.)

Comptes-rendus de la clinique, 1847. (Broch. in-8°, Montpellier, 1847.)

Comptes-rendus de la clinique, 1848. (Broch. in-8°.)

Comptes-rendus de la clinique médicale, 1854. (Broch. in-8°.)

Observation et réflexions sur une *fièvre grave* à Saint-Éloi. (Broch.; Montpellier, 1856.)

BROUSSE. Observations thermométriques, barométriques et pluviométriques, de juin 1846 à mai 1847. (*Journal de médecine pratique de Montpellier*, tom. XIII et XIV.)

Observations de l'année 1847. (*Bulletins de la Société d'agriculture*.) Thermomètre, baromètre, vents. Par bulletins mensuels.

BOURQUENOD, *clinicœ prœfectus. De febribus biliosis dissertatio.— Cui accessit, contitutionis œstatis 1807 descriptio*. Thèse Montpellier, 1808.

CAIZERGUES. Épidémie de grippe de 1837. (Montpellier, in-8°, 1837.)

CARRON (Honoré). Recherche de l'iode dans les environs de Montpellier. (Thèse de pharmacie Montpellier, 1854).

CASTAN. Compte-rendu des principales maladies observées dans le service de la clinique médicale, du 14 janvier au 9 avril 1866. (*Montpellier médical*, 1866.)

CASTELNAU (Junius), conseiller à la Cour de Montpellier. Notes météorologiques ou relevé d'observations faites à Montpellier de 1820 à 1855.

Cahiers manuscrits en la possession de son frère M. Émile Castelnau. Les observations ont été faites dans le jardin qu'habitait J. Castelnau boulevard Saint-Guilhem, près de la Banque.

Cazalis (Fréd.). Clinique médicale de Montpellier, par le Dr Guilland. (Traduit de l'italien. Montpellier, 1845.)

Chamayou. Maladies qui ont régné du 1er frimaire au 1er germinal an XIII. (Thèse, 1805.)

Chaptal (Claude). Observations météorologiques de 1758 à 1761. (Notes manuscrites conservées aux Archives départementales.)

Il y a lieu sans doute d'attribuer à Cl. Chaptal un cahier d'observations météorologiques, de 1762 à 1771. (Manuscrit conservé aux Archives départementales; quelques lacunes.) Ce travail ne peut être attribué à Romieu, qui était mort en 1766. Or, de 1762 à 1771, il n'y a guère que Cl. Chaptal qui ait pu faire les observations dont nous avons le manuscrit.

Chaptal (Jean-Antoine), de l'Institut. Mémoire sur les causes d'insalubrité des lieux voisins de nos étangs. (Lu à la Société royale et imprimé dans le cahier de l'assemblée publique du 25 décembre 1784.)

Colin-Ginet. *De morbis in nosocomio Monspeliensi, grassentibus à 1o die octobris usque ad 31 diem decembris* 1806. (Thèse, 1807.)

Creusé de Lesser, Préfet de l'Hérault. Statistique du département de l'Hérault, 1824. Dans cet important travail, on a rapproché des observations faites par Mourgues et Poitevin les observations faites à Lodève par M. Savy. On y a réuni la nomenclature des terrains du département, des animaux et des végétaux que l'on y rencontre, et aussi des documents précieux relatifs au mouvement de la population.

Observations météorologiques de 1806 à 1817, consignées sans nom d'auteur dans la statistique ci-dessus. (Thermométrie, vents, pluie.)

Courty. Recherches sur les conditions météorologiques de développement du croup et de la diphtérie. (Montpellier, in-4o, 1862.) Ce travail contient un chapitre spécial (pag. 10) sur les conditions météorologiques du développement de ces affections à Montpellier, de 1853 à 1861.

Danizy, membre de la Société royale. Observations sur la latitude de la ville de Montpellier. (Histoire de la Société des Sciences, tom. II.)

Notice sur la latitude de l'Observatoire. (*Bulletins de la Société des Sciences et Lettres*, tom. IV, 1811.)

Delile (Raffeneau). Essais d'acclimatation à Montpellier et Mélanges d'observations. (Société d'agriculture, 1836.)

Dumas. Rapports au Conseil d'hygiène du département de l'Hérault. (Publiés in-8° depuis 1854.)

Rapport sur l'assainissement du Verdanson. (Imprimé dans la séance du Conseil d'hygiène, 23 janvier 1868.)

Dubrueil et Rech. Rapport sur le choléra-morbus dans le midi de la France en 1835. 1 vol. in-8°, 1836. On y trouve des renseignements sur le choléra dans le département de l'Hérault en 1834 et 1835. (Montpellier, in-8°, 1836.)

Dupin. Quantités de pluie tombées à Montpellier en 1839 et les années précédentes. (*Bulletins de la Société d'agriculture*, 1840.)

Sur le changement et la détérioration du climat. (*Bulletins de la Société d'agriculture*, avril 1857.) Nous croyons que ce mémoire anonyme doit être attribué à M. Dupin.

Dupré. Constitutions médicales, 1833 et 1834, dans le *Journal des Sciences médicales de Montpellier*, de MM. Rousset et Trinquier, 1834.

Comptes-rendus de la clinique, 1846. (*Journal de la Société de médecine pratique de Montpellier*, tom. III.)

École normale de Montpellier. Observations udométriques depuis 1860 jusqu'à 1865.

Observations ozonométriques depuis le 1er novembre 1855 jusqu'à ce jour. Ces observations continuent. Les observations précédentes sont conservées en cahiers manuscrits à l'École normale.

Observations météorologiques destinées à l'Observatoire impérial.

Ont commencé en juin 1865 et se continuent. Elles comprennent le thermomètre, l'état hygrométrique et ozonométrique, la quantité de pluie, les maxima et minima de température et l'état du ciel. Elles sont tri-horaires de jour et de nuit, du 14 octobre 1865 au 31 décembre 1867. Aujourd'hui il n'y a plus que six observations en vingt-quatre heures.

Ces observations, faites sous l'habile direction de M. le Directeur de l'École, sont transmises et conservées à l'Observatoire impérial de Paris.

H. Fouquet. Mémoire sur le climat de Montpellier, présenté à la Société royale des Sciences (25 novembre 1771). (Dans le cahier de l'assemblée publique de la Société, 1771.)

Observations sur la constitution de l'an V. (Montpellier, in-8°, an VI.)

Fournier, médecin en chef de l'Hôtel-Dieu Saint-Éloi. Mémoire sur la situation, l'air et les eaux de la ville de Montpellier.

Observations sur les maladies qui ont régné à l'Hôtel-Dieu Saint-Éloi en 1763. (Ces deux mémoires se trouvent dans le *Recueil d'observations des hôpitaux militaires*, par Richard d'Hautesierck, tom. I, 1766.)

Fuster. Compte-rendu de la clinique du professeur Broussonnet (automne 1825). (*Éphémérides de Montpellier*, 1826.)

Constitution médicale du premier quadrimestre de 1827. (*Éphémérides*, 1827.)

Maladies régnantes, 1850. (Par bulletins mensuels dans la *Revue thérapeutique du Midi*, 1850.)

Galet. Observations faites dans le service du professeur Caizergues (été 1827 et printemps 1828). (*Éphémérides de Montpellier*, tom. VII et IX.)

Garimond. Statistique des hôpitaux de Montpellier au point de vue de l'influence du climat sur le développement et la marche de la phthisie. (*Montpellier médical*, 1859.)

Gauteron, de la Société royale. Mémoire sur un tourbillon observé e 2 novembre 1729. (Manuscrit conservé aux Archives départementales.)

Gergonne, Recteur de l'Académie. Résumé de neuf années d'observations barométriques faites à Montpellier (1819 à 1827). Dans l'*Annuaire de l'Hérault*, 1828.)

Girbal. Constitution du printemps 1849 et de l'hiver 1850. (*Revue thérapeutique du Midi*, 1850 et 1851.)

Maladies régnantes. (*Revue thérapeutique du Midi*, 1850.)

Études cliniques sur les maladies observées à Saint-Éloi (été et automne 1857). (*Montpellier médical*, tom. II et III, 1859.)

Godron, Recteur de l'Académie. *Florula juvenalis*. Montpellier, Boehm, 1850, in-4°. Ouvrage intéressant au point de vue de l'acclimatation des nombreux végétaux exotiques, que l'on rencontre au port Juvénal.

Gouan. Herborisations des environs de Montpellier. 1 vol. in-8°, Montpellier, an IV.

Grateloup. Constitution de l'été 1806. (Thèse, 1806.)

Groffier. Épidémie d'oreillons en 1799. (Dans *Journal* de Baumes.)

Guilland. *Lettera sulla cliniche di Montpellieri, 1843, diretta all. sign. présid. della soci. médic.-chirurg. di Torino.* (*Torino*, 1843, Giornale della Science mediche.) Trad. française par M. F. Cazalis.

Guinier. Des conditions sanitaires de la ville de Montpellier. (Broch. in-8°, Montpellier, 1863.)

Guyton. Constitution du printemps 1806. (Thèse, 1806.)

Hombres-Firmas (le baron d'). Note sur le froid exceptionnel observe à Montpellier en janvier 1855. (*Société d'agriculture*, 1855.)

Hygiène (Conseil d') du département de l'Hérault. Rapports et procès-verbaux. (In-8° publié depuis 1854.) Voir un rapport lu dans la séance du 23 janvier 1868, sur l'assainissement du Verdanson.

Kilian. Clinique médicale de Saint-Éloi. (*Gazette médicale de Montpellier*, 1843.)

Lacoste (Michel). Observations recueillies à l'École de clinique pendant l'été 1805. (Thèse, 1806.)

Lafosse, membre adjoint de la Société royale. Mémoire sur les exhalaisons des marais du Bas-Languedoc, et les moyens d'en prévenir les effets. (Séance publique de la Société royale des Sciences, cah. de 1772.)

Legrand. Observations faites dans son jardin, dans le faubourg Boutonnet; tableaux météorologiques de 1838 à 1840. (*Société d'agriculture*, 1838 à 1840). Thermomètre, udomètre, en 1838; thermomètre, baromètre, udomètre, en 1839 et 1840.

Marès (Henri). Effets du froid de l'hiver 1849-50 sur les poissons, les vignes et les oliviers. (*Bulletins de la Société d'agriculture*, 1850.)

Marié-Davy. Observations météorologiques faites à la Faculté des sciences, par tableaux mensuels dans les *Bulletins de la Société d'agriculture*, 1846; thermomètre, baromètre, hygromètre, vents.

Tableaux des lignes isothermes, des vents, et autres représentations graphiques des phénomènes météorologiques à Montpellier, observés en 1853 et 1854. (Conservés au cabinet de physique de la Faculté des Sciences de Montpellier.)

Considérations sur le climat de Montpellier. (Thèse in-4° pour le doctorat en médecine. (Montpellier, 1851.)

Ce travail renferme des erreurs trop importantes pour ne pas être signalées. Par suite d'une négligence qu'on a de la peine à expliquer, les observations de Poitevin, faites pour des mois républicains, ont été appliquées au calendrier grégorien. Mais ce qui est plus grave, et afin sans doute d'éviter de nouveaux calculs pour les moyennes, les mois de vendémiaire, brumaire et frimaire ont été reportés à la fin de chaque année suivante. Il y a là une licence de l'auteur qui rend les courbes résultant de ses tableaux absolument fausses. Ceci s'applique aux travaux qui ont été publiés depuis, en prenant les tableaux de M. Marié-Davy sans remonter à la source originale.

Martins (Ch.). Notice sur les observations météorologiques du Jardin des Plantes de Montpellier. (*Bulletins de la Société d'agricult.*, 1852.)

Note sur la pluie tombée à Montpellier et à Paris en 1853. (Même recueil, 1854.)

Effets observés pendant l'hiver 1853-54 dans le Jardin des Plantes de Montpellier et de leurs conséquences pour la naturalisation des végétaux. (Même recueil, 1854.)

Note sur la pluie tombée en 1853 dans la région méditerranéenne. (Même recueil, 1854).

Note sur le froid exceptionnel qui a régné à Montpellier en janvier 1855. (In-8°, Montpellier, 1855).

Observations météorologiques faites au Jardin des Plantes, publiées mensuellement depuis 1852 dans le *Journal d'agriculture pratique*. Thermomètre, baromètre, vents, état du ciel, pluie, etc. Ces observations se continuent.

Des espèces exotiques naturalisées spontanément dans le Jardin des Plantes de Montpellier. (*Société d'agriculture*, 1850.)

Distribution des pluies en France en 1857. (Même recueil, 1858.)

L'hiver de 1868 à Montpellier. (*Messager du Midi*, 11 mars 1868.)

Mejean (Th.). Éphémérides météorologico-médicales, indiquant le thermomètre, le baromètre, les vents, l'état du ciel, les maladies régnantes, de l'an XI à 1819. (Dans le *Journal de médecine* de Baumes, Montpellier, an XI et suivants.)

Vents dominants de 1794 à 1806. (Dans l'ouvrage de M. Rodrigues, cité plus loin, pag. 357.)

Meyranx. Observations sur la consititution médicale de novembre, décembre et janvier 1819 et 1820. (Thèse in-4°, Montpellier, 1821.)

Millet. Constitution médicale de 1849. (Montpellier, in-8°, 1851.)

Monchy (**Le Ricque** de). Observations météorologiques faites à la tour de l'ancien télégraphe, dite Tour de la Babotte, depuis le 1er juin 1858 jusqu'au 20 novembre 1860.

Ces observations sont relatives au psychromètre d'August, à l'hygromètre de Saussure, à l'électromètre de Peltier et au baromètre. Elles ont eu lieu simultanément à 8 heures du matin, midi et 4 heures du soir. De plus, M. de Monchy a observé le thermomètre à minima et déterminé les maxima et minima d'électricité atmosphérique de jour et de nuit. Enfin, il y a eu des observations exceptionnelles pendant les perturbations atmosphériques. (Manuscrits en la possession de l'auteur.)

Observations ozonométriques depuis juin 1857 jusqu'en 1860, faites dans la rue Jeu-de-Paume, maison Crassous. (Cahiers manuscrits en la possession de l'auteur.)

MONTFERRIER (Marquis de). Mémoire sur un tourbillon observé à Montpellier en 1729. (Cahier de l'assemblée publique de la Société royale, le 22 décembre 1729.)

MOURET. Observations botanico-météorologiques faites à Saint-Jean-du-Bruel, auxquelles on a joint les observations faites simultanément à Montpellier par MM. Romieu et Chaptal, de 1757 à 1765. (Manuscrit broché conservé aux Archives départementales.)

MOURGUES (J.-A.). Essai de statistique sur Montpellier, suivi d'observations thermométriques et barométriques de 1772 à 1785. (Paris, in-8°, an IX.)

Observations agronomiques, météorologiques et physiques faites à Montpellier en 1775. (Cahier de l'assemblée publique de la Société royale, 2 mars 1776.)

Observations météorologiques de 1775 à 1784. (Cahiers annuels manuscrits conservés aux Archives départementales). Quelques lacunes.

Observations agronomiques et météorologiques pour l'année 1776. (Manuscrit conservé aux Archives départementales.)

Sur un ouragan qui a éclaté à Montpellier le 25 août 1775. (Manuscrit aux Archives départementales.)

MURAT (J.-A.). Topographie médicale de la ville de Montpellier. (Ouvrage couronné par la Société des médecins et naturalistes de Souabe, dédié au roi de Naples.) Montpellier, in-8°, 1810.

PÉCHOLIER et SAINTPIERRE. Études d'hygiène professionnelle : — Ouvriers employés à la fabrication du verdet; Ouvriers peaussiers; Industries des bords du Lez. (In-8°, Montpellier, 1864.)

Dans ces recherches, les auteurs ont eu pour but de faire connaître l'hygiène de quelques professions dans ce qu'elles ont de spécial relativement au climat de notre région ou aux habitudes de notre population.

PIGEAIRE. Rapport sur les maladies épizootiques régnantes. (*Société d'agriculture*, 1825.)

PLANTADE (DE), de la Société royale. Mémoire sur deux aurores boréales, 1726, 1730. (Dans l'Histoire de la Société royale des Sciences, tom. II.)

Mémoire sur une trombe terrestre à Montpellier. (Même recueil, tom. II.)

POIVEVIN père (J.), de la Société royale. Recherches sur les différences du méridien entre Toulouse et Montpellier. (Séance publique de la Société royale des Sciences, 15 février 1786.)

Essai sur le climat de Montpellier. (Montpellier, in-4°, 1803.)

Ce travail est un des plus intéressants à consulter sur la climatologie de Montpellier. C'est une œuvre consciencieuse et très-remarquable. Il contient des observations pluviométriques de 1767 à 1776 (publiées dans le *Journal de physique*, tom. X), et de 1776 à 1784 (publiées dans les *Mémoires* de la Société royale), et enfin celles de 1784 à l'an X, formant ainsi une série non interrompue de 36 années d'observations.

Mémoire sur les pluies des années XI et XII. (Recueil de la Société des Sciences et Lettres, tom. II.)

Observations pluviométriques (pour faire suite à celles qui sont consignées dans l'Essai sur le climat) durant les années XIII, XIV et 1806. (Société des Sciences et Lettres, tom. V.)

J. Poitevin observait rue Dauphine, n° 193, dans la partie haute de la ville. Il se servait du pluviomètre de Romieu, qu'il avait fait transporter chez lui afin de continuer les recherches de cet expérimentateur. Ses observations pluviométriques ont eu lieu pendant une série non interrompue de 39 années.

POITEVIN fils. Observations sur la quantité de pluie tombée à Montpellier de l'an 1807 à l'an 1812. (Société des Sciences et Lettres, t. V.)

QUISSAC. Constitution des automnes 1847 et 1848. Dans le Traité des Éléments morbides du même auteur.

RATTE (de), secrétaire perpétuel de la Société royale des Sciences de Montpellier.

Note sur les grandes chaleurs de 1705 et les grands froids de 1709. (*Histoire* de la Société royale, tom. I, pag. 42-52.)

Note sur les froids de 1726 et 1729. (Même recueil, tom. II, p. 37.)

Notice sur une trombe terrestre. (Même recueil, tom. II, pag. 24.)

Observations météorologiques faites à Montpellier de 1748 à 1756. (Manuscrits conservés aux Archives départementales.) Thermomètre et baromètre. — Quelques lacunes.

Mémoire sur la longitude et la latitude de Montpellier. (Recueil de la Société des Sciences et Lettres, tom. I, pag. 68 et 71, 1808.)

RAULIN. Discussion des observations pluviométriques faites à Montpellier de 1765 jusqu'à 1860. (Archives de l'Académie de Bordeaux, 1863, in-8°, pag. 165).

RECH et DUBRUEIL. (*Voir* Dubrueil).

RENÉ (J.-Gaspard). *De aere, aquis et locis sub Monspeliensibus.* Concours pour la chaire vacante du professeur Imbert. Collection des disputes pour les chaires, à la bibliothèque de la Faculté de médecine. Févier 1761.

RESSIGUIER. Compte-rendu de la Clinique, 1851. (In-8°, Montpellier, 1851) Épidémie d'oreillons, 1848. (In-8°, Montpellier, 1850.)

ROCHE. Observations météorologiques faites à la Faculté des sciences de 1857 à 1866. (Mémoires de l'Académie des sciences de Montpellier.) Résumées dans les *Bulletins de la Société d'agriculture.*

Observations thermométriques et pluviométriques faites à la Faculté des sciences en 1867. (Manuscrit en la possession de l'auteur.) Ces observations sont continuées.

RODRIGUES (Hubert). Observations pluviométriques de 1835 à 1852, et thermométriques de 1840 à 1852. (Consignées dans l'ouvrage suivant, juin et juillet 1859. — Troisième série (novembre et décembre 1859.) Observations faites dans son jardin, au centre de la ville, rue Trésoriers-de-France, maison Joubert.

Clinique médicale de Montpellier, 1 vol. in-8°. Montpellier, 1855. Contient une partie sur les constitutions médicales, une autre sur la météorologie. Dans cet ouvrage, l'auteur a copié dans la thèse de M. Marié-

Davy les observations de Poitevin, et est tombé dans la même faute que M. Marié-Davy.

Mouvement de la population de Montpellier et du département de l'Hérault (dans l'ouvrage précédent) de 1840 à 1852.

Romieu (J.-B.), de la Société royale. Observations météorologiques jointes au manuscrit de Mouret (*voir* Mouret), conservé aux Archives départementales. Romieu a fait de nombreuses observations de 1748 à 1766. Une partie a été faite à Saint-Brès.

Observations pluviométriques, 1766. (Manuscrit aux Archives départementales.) Les résultats généraux de ce travail sont consignés dans l'Essai sur le climat de Poitevin, de septembre 1765 à août 1766. (Voir cet ouvrage, pag. 69.)

Roubieu. Observations météorologiques, thermomètre, baromètre, pluie, de 1825 à 1830. (Par tableaux mensuels dans les *Bulletins de la Société d'agriculture*, tom. XI à XVI.)

Roucher. Étude des maladies qui ont régné à Montpellier en 1793, 1794, 1795 et 1796. Ce travail fait suite au Traité de médecine clinique de Roucher. (Montpellier, 2 vol. in-8°, an VI.)

Rousset (E.). Eaux potables de Montpellier. (Thèse de doctorat en médecine. Montpellier, in-4°, 1862.)

Rouville (Paul-Gervais de). Description géologique des environs de Montpellier. (Thèse Montpellier, 1853, in-4°, avec une carte coloriée.)

Sahut (F.). Observations thermométriques pendant les fortes gelées, au point de vue de leurs effets sur les végétaux. (Notes inédites en la possession de l'auteur ; commencées en 1860.)

Santy. Constitution médicale du printemps 1807. (Thèse Montpellier, 1808.)

Saurel (L.). Compte-rendu et bulletin du choléra de 1854 à Montpellier. (*Revue thérapeutique du Midi*, 1854.)

Maladies observées à l'hôpital militaire de Montpellier et choléra à Murviel. (*Revue thérapeutique du Midi*, 1855.)

Saintpierre et Pécholier. (*Voir* Pécholier.)

Saintpierre (Camille). Recherches médicales sur l'ozone. (*Annales cliniques*, 1857.)

L'ozone atmosphérique et les maladies régnantes (six mois d'observations du 1er novembre 1857 au 1er mai 1858.) Montpellier, broch. in-8°, 1858. Ces observations ont été faites cours des Casernes, maison Villaret.

Nouvelles observations ozonométriques. Deuxième série (avril, mai, juin et juillet 1859. — Troisième série (novembre et décembre 1859, janvier et février 1860).— Avec une table ozonométrique. (Cahiers manuscrits en la possession de l'auteur.)

Note sur la chaleur qui a régné en juillet 1859. (*Montpellier médical*, septembre 1859.)

Note sur les froids qui ont régné en décembre 1859. (*Montpellier médical*, janvier 1860.)

Essai historique et médical sur les constitutions propres au climat de Montpellier. (In-8°, Montpellier, 1859. —*Montpellier médical*, tom. II, avec tableaux.) Dans ce travail, l'auteur a résumé tous les faits relatifs à l'histoire des constitutions de Montpellier, qui sont consignés dans les travaux inscrits dans cette bibliographie jusqu'en 1859. La première série comprend les années 1793 à 1797, d'après les travaux de Baumes, Fouquet et Roucher. — La deuxième, les années 1802 à 1817, d'après les Éphémérides de Méjean et les thèses des chefs de clinique. — La troisième, les années 1819, 1820, 1825, 1827, 1828, 1833, 1834, d'après les travaux de MM. Meyranx, Fuster, Galet et Dupré. — La quatrième série, les années 1840 à 1851, d'après les comptes-rendus des chefs de service ou des chefs de clinique.

Serres (Marcel de). Note sur la présence du mercure natif dans le sol de Montpellier. (*Courrier du Midi*, 1837, n° 33.)

Note sur le même sujet. (*Messager du Midi*, 1858.)

Note sur le climat de Montpellier, et résumé des observations barométriques et thermométriques faites en 1819. (Montpellier, 1824.)

Mémoire sur le climat de Montpellier. (*Bulletins de la Société d'agriculture*, septembre 1824.)

TAUPENOT. Les terrains d'eau douce des environs de Montpellier. (Thèse de doctorat ès-sciences. Dijon, 1851. Avec une carte coloriée.)

THÉROND (A.). Constitution médicale de juillet et août 1856. (Thèse Montpellier, 1856.)

THOMAS (Eug.). Annuaire de l'Hérault. (*Voir* Annuaire.)

Essai historique et descriptif sur Montpellier. (In-12, 1857.)

Dictionnaire topographique du département de l'Hérault. (In-4°, Paris, 1865.) Voir l'Introduction, qui contient quelques remarques sur le climat.

TOUCHY. Observations agricoles et météorologiques de 1838 à 1842. (Société d'agriculture, *Bulletins* de 1838 à 1842.) Vents, pluie, gelée, sécheresse, état des récoltes.

VAILHÉ. Constitution médicale de l'hiver 1840. (*Gazette médicale de Montpellier*, nos 1 et 4, 1840.)

VIVARÈS (E.). Météorologie du Midi. (*Messager du Midi*, novembre 1857.)

VIALARS. Observations sur les effets des gelées de 1836 dans les environs de Montpellier. (*Bulletins de la Société d'agriculture de l'Hérault*, 1838.)

Lettre au sujet des observations météorologiques de M. Touchy. (*Société d'agriculture*, 1842.)

Observations météorologiques de 1831 à 1847, contenant des indications très-précises et très-suivies sur les vents, les quantités de pluie, la température et l'agronomie. (Cahiers manuscrits en la possession des héritiers Vialars.) Les observations ont été faites dans la propriété de Méric, à l'Aigue-Longue, banlieue de Montpellier.

ZACH (Baron de). Mémoire sur la vraie position géographique de la ville de Montpellier. (*Bulletins de la Société des Sciences et Lettres*. tom. IV.)

(EXTRAIT DU MONTPELLIER MÉDICAL, tom. XX, nº 6.)

www.ingramcontent.com/pod-product-compliance
Ingram Content Group UK Ltd.
Pitfield, Milton Keynes, MK11 3LW, UK
UKHW020358250726
13967UKWH00005B/2364

9 782012 935693